BEI GRIN MACHT SICH IHR WISSEN BEZAHLT

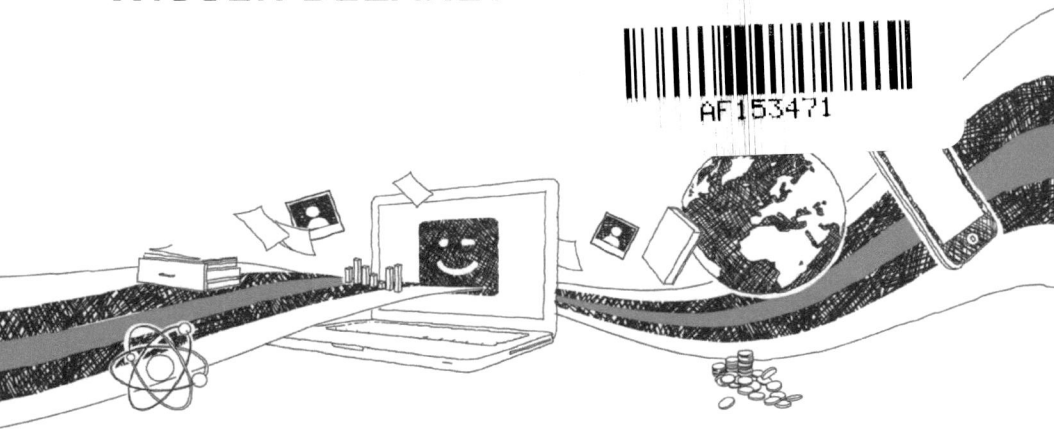

AF153471

- Wir veröffentlichen Ihre Hausarbeit, Bachelor- und Masterarbeit

- Ihr eigenes eBook und Buch - weltweit in allen wichtigen Shops

- Verdienen Sie an jedem Verkauf

Jetzt bei www.GRIN.com hochladen und kostenlos publizieren

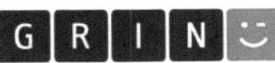

Gesundheitsprävention bei sozialer Benachteiligung

Der Zusammenhang zwischen der Inanspruchnahme von Krebsfrüherkennungsuntersuchungen und dem sozioökonomischen Status

GRIN

Bibliografische Information der Deutschen Nationalbibliothek:

Die Deutsche Nationalbibliothek verzeichnet diese Publikation in der Deutschen Nationalbibliografie; detaillierte bibliografische Daten sind im Internet über http://dnb.d-nb.de abrufbar.

ISBN: 9783346831361
Dieses Buch ist auch als E-Book erhältlich.

© GRIN Publishing GmbH
Nymphenburger Straße 86
80636 München

Druck und Bindung: Books on Demand GmbH, Norderstedt Germany
Gedruckt auf säurefreiem Papier aus verantwortungsvollen Quellen

Das vorliegende Werk wurde sorgfältig erarbeitet. Dennoch übernehmen Autoren und Verlag für die Richtigkeit von Angaben, Hinweisen, Links und Ratschlägen sowie eventuelle Druckfehler keine Haftung.

Das Buch bei GRIN: https://www.grin.com/document/1334275

Technische Universität Dresden

Fakultät Erziehungswissenschaften

Institut für Berufspädagogik und Berufliche Didaktiken

Professur für Gesundheit und Pflege/Berufliche Didaktiken

Modul EW-SEBS-GPF12 Einführung in das Gesundheitssystem

Gesundheitsprävention bei sozialer Benachteiligung

Der Zusammenhang zwischen der Inanspruchnahme von Krebsfrüherkennungsuntersuchungen und dem sozioökonomischen Status

Fachsemester: 6, Sommersemester 2021

Datum der Abgabe: Dresden, 30.09.2021

Inhaltsverzeichnis

1. Einleitung

Die Krebserkrankung zählt derzeit immer noch zu den häufigsten Todesursachen. Im Jahr 2019 starben allein in Deutschland etwa 231.000 Menschen an Krebs, das heißt ungefähr jeder vierte Tod ist auf die Folgen einer Krebserkrankung zurückzuführen. Bei den verstorbenen Menschen im Alter von 45 bis 65 Jahre war Krebs die häufigste Todesursache. (vgl. Statistisches Bundesamt 2021)

Die vorliegende Arbeit befasst sich mit der Inanspruchnahme von Krebsfrüherkennungsuntersuchungen in Deutschland. Das Ziel von dieser Krebsprävention ist, das Sterben durch Krebserkrankungen zu verhindern (vgl. Krebsinformationsdienst 2019b, S. 56). Untersucht wird, ob ein Zusammenhang zwischen dem sozioökonomischen Status eines Menschen und dessen Inanspruchnahme von Krebsfrüherkennungsuntersuchungen besteht. Ziel dieser Arbeit ist es, herauszufinden, inwiefern ein Zusammenhang erkennbar ist oder nicht. Die genaue Forschungsfrage lautet deshalb wie folgt: „Besteht ein sichtbarer Zusammenhang zwischen dem Sozioökonomischen Status eines in Deutschland wohnenden Menschen und dessen Inanspruchnahme von präventiven Krebsvorsorge- bzw. Krebsfrüherkennungsuntersuchungen?"

Die Grundlage für die analytischen Untersuchungen dieser Arbeit bilden die Studien „Gesundheit in Deutschland aktuell" aus den Jahren 2010 (vgl. Robert Koch Institut 2012) und 2014/2015 (vgl. Starker et al. 2017; vgl. Starker, Kraywinkel, Kuhnert 2017) sowie die „Studie zur Gesundheit Erwachsener in Deutschland – Welle 1" (vgl. Starker, Saß 2013). Für die Beantwortung der Forschungsfrage werden zunächst im zweiten Kapitel wesentliche Begrifflichkeiten geklärt. Zuerst wird der Begriff „sozioökonomischer Status" erklärt und nach welchen Parametern dieser gemessen werden kann. Weiter wird erläutert, was Prävention bedeutet. Genauer erklärt wird dabei die Gesetzgebung und nachfolgend die Krebsprävention mit genauerer Betrachtung von Hautkrebs, Darmkrebs und Brustkrebs. Nachdem die grundlegenden Bezeichnungen geklärt sind, wird im dritten Kapitel der Zusammenhang des Sozialen Status mit der Krebsvorsorge untersucht. Es wird zuerst die Inanspruchnahme der Krebsfrüherkennungsuntersuchungen nach Bildungsgrad und weiterführend nach Sozialstatus betrachtet. Zuletzt wird im vierten Kapitel ein Fazit gezogen und die Forschungsfrage beantwortet.

Aus früheren Forschungsergebnissen ist bekannt, dass sozioökonomische Parameter einen Einfluss auf die Inanspruchnahme von Krebsfrüherkennungsuntersuchungen haben können (vgl. Robert Koch Institut 2012, S. 30). Bei einer Studie des Deutschen Krebsforschungszentrums und dem Hamburgischen Krebsregister ist herausgekommen, dass mehr Patienten die ersten fünf Jahre nach einer Krebsdiagnose eher überlebten, je höher ihr sozioökonomischen Status war (vgl. arzteblatt.de 2021). Einzelne Determinanten des sozialen Status im Zusammenhang mit Krebsvorsorgeuntersuchungen sind häufig untersucht worden (siehe GEDA 2010 und GEDA 2014/2015-EHIS). Auch die Inanspruchnahme der präventiven Maßnahmen nach gesamten sozialem Status wurde erforscht (siehe DEGS1), jedoch bleibt der Zusammenhang der beiden Variablen zu überprüfen.

2. Begrifflichkeiten

Für das weitere Vorgehen in der Arbeit werden zunächst wesentliche Begrifflichkeiten erläutert. Zuerst wird untersucht, was der sozialökonomische bzw. der soziale Status ist. Der Begriff „sozialer Status" wird oft synonym zum sozio- oder sozialökonomischen Status verwendet (vgl. Pollak 2018, S. 433), deshalb werden die beiden Begriffe auch in dieser Arbeit synonym verwendet. Dabei werden zwei Parameter zur Messung des sozioökonomischen Status näher erklärt – Bildung und Einkommen. Zuletzt folgt eine Erklärung von ausgewählten Krebsvorsorgemaßnahmen als Krankheitsprävention. Die Abgrenzungen und Erläuterungen der verwendeten Begrifflichkeiten bilden die Grundlage für die Bearbeitung der Forschungsfrage.

2.1 Sozialer/sozioökonomischer Status

Der Begriff „sozialer Status" bezieht sich in der Soziologie meist auf die vertikale Verortung – der sozio-ökonomischen Verortung – eines Individuums oder mehreren zusammengehörigen Individuen in einer Gesellschaft (vgl. Pollak 2018, S. 433). Der Begriff „sozioökonomischer Status" wird ebenso häufig und oft synonym zum sozialen Status in der Soziologie verwendet und beschreibt in der Regel *„die individuelle Position in einem durch die soziale Ungleichheit gekennzeichneten Gesellschaftsgefüge"* (Lampert, Kroll 2006, S. 298). Diese Definition unterstellt dem sozioökonomischen Status, dass er mit sozialen Vor- und Nachteilen einhergeht. Die Verfügung verschiedener wertvoller Güter (z.B. Einkommen, Macht, Vermögen, Sozialprestige, Bildung) und Zugangswege zu diesen zeichnen sich als Vor- bzw. Nachteilsbedingung ab (vgl. ebd., S. 298). Das Konstrukt des sozioökonomischen Status setzt sich aus diesen unterschiedlich gültigen Faktoren zusammen, die gleichzeitig die Parameter zur Messung dieser bilden (vgl. Hartung, Johansen 2017, S. 318). Im Folgenden werden drei dieser Parameter kurz vorgestellt.

Ein Parameter des sozio-ökonomischen Status ist die Bildung, welche verschieden gemessen werden kann. So können z.B. schulische oder berufliche Bildung betrachtet werden. Schulische Qualifikation kann grundsätzlich in vier verschiedene Schulabschlüsse unterteilt werden: Volks-/Hauptschulabschluss, mittlere Reife (Realschulabschluss), Fachabitur (Abschluss mit Fachhochschulreife) und Abitur (Abschluss mit allgemeiner Hochschulreife) (vgl. Lampert, Kroll 2006, S. 303). Zur Berechnung der Bildung im Zusammenhang mit dem sozioökonomischen Status werden in den im späteren Verlauf der Arbeit verwendeten „Gesundheit in Deutschland aktuell" (GEDA) Studien (vgl. Robert Koch Institut 2012 & 2014; vgl. Lampert et al. 2013a) und der „Studie zur Gesundheit Erwachsener in Deutschland" (DEGS1) (vgl. Starker, Saß 2013; vgl. Lampert et al. 2013b) die „International Standard Classification of Education" (ISCED) und die „Comparative Analyses of Social Mobility in Industrial Nations (CASMIN) verwendet. Der ISCED-Klassifikation nach wird die Bildung in sieben hierarchisch angeordnete erreichbare Stufen eingeteilt:

0   Vorschule;

1   Grundschule;

2   Hauptschule, Realschule;

3   Gymnasium

       Hauptschule, Realschule und

       - beruflich-betriebliche Ausbildung (Lehre) abgeschlossen

       - beruflich-schulische Ausbildung (Berufsfachschule, Handels-
         schule abgeschlossen

       - Ausbildung an einer Fachschule, Meister-, Technikerschule, Be-
         rufs- oder Fachakademie abgeschlossen

4   Fachhochschulreife/Abitur/EOS und beruflicher Abschluss

5   Hochschulabschluss/Fachhochschulabschluss

6   Promotion

(Lampert, Kroll 2006, S. 305)

Nach CASMIN-Klassifikation werden die Bildungszertifikate in drei Kategorien mit Zwischenstufen unterteilt:

1a   Ohne Abschluss

1b   Hauptschule

1c   Hauptschule und

- beruflich-betriebliche Ausbildung (Lehre) abgeschlossen

- beruflich-schulische Ausbildung (Berufsfachschule, Handelsschule abgeschlossen

- Ausbildung an einer Fachschule, Meister-, Technikerschule, Berufs- oder Fachakademie abgeschlossen

2a   Realschule/POS und

- beruflich-betriebliche Ausbildung (Lehre) abgeschlossen
- beruflich-schulische Ausbildung (Berufsfachschule, Handelsschule abgeschlossen
- Ausbildung an einer Fachschule, Meister-, Technikerschule, Berufs- oder Fachakademie abgeschlossen

2b   Realschule

2c_gen   Fachhochschulreife/Abitur/EOS

2c_voc   Fachhochschulreife/Abitur und

- beruflich-betriebliche Ausbildung (Lehre) abgeschlossen

- beruflich-schulische Ausbildung (Berufsfachschule, Handelsschule abgeschlossen

- Ausbildung an einer Fachschule, Meister-, Technikerschule, Berufs- oder Fachakademie abgeschlossen

3a   Fachhochschulabschluss, Ingenieurschule

3b   Hochschulabschluss

(Lampert, Kroll 2006, S. 305)

Die nach ISCED- oder CASMIN-Skala berechneten Ergebnisse werden danach in drei Qualifikationsstufen unterteilt: die untere, die mittlere und die obere Bildungsgruppe (vgl. Robert Koch Institut 2012, S. 30). Die Bildung ist ein guter Indikator für den sozio-ökonomischen Status, da er mit Erreichen des Erwachsenenalters lebenslang relativ stabil ist und außerdem auch Personen erfasst, die außerhalb des Berufssystems zugeordnet werden können (vgl. Fliesser, Klippker, Wippert, 2019, S. e11).

Die Messung des sozio-ökonomischen Status kann auch per Berufsklassifikationen vorgenommen werden. Hierfür können entweder die Berufsprestigeskalen verwendet werden, welche die jeweilige subjektive Wertschätzung bzw. den Stellenwert des Ansehens eines Berufes in der Gesellschaft wiederspiegeln, oder die Berufe werden in Klassenschemata in Bezug zu ihrer Arbeitssituation und Marktlage zusammengefasst. Nachteilig bei dieser Messmethode ist jedoch, dass Personen nicht berücksichtigt werden, die nicht aktiv am Arbeitsleben teilnehmen. Außerdem kann sich die Einordnung auf den Skalen und Schemata international und im Laufe der Zeit ändern. (vgl. ebd., S. e11f)

Als weiterer Parameter gilt das Einkommen. Auch das Einkommen ist ein wesentlicher Indikator für den Sozialstatus, da er am offensichtlichsten reflektiert, wie hoch oder niedrig die Verfügbarkeit von materiellen Gütern und Zugriffsmöglichkeit auf diese ist (vgl. ebd. 2019, S. e12). Für die Untersuchung des sozio-ökonomischen Status ist besonders das Haushaltsnettoeinkommen von Bedeutung, welches sich aus der Summe des Einkommens aller Haushaltmitglieder zuzüglich Transferzahlungen und abzüglich Steuer- und Sozialversicherungsbeiträge ergibt (vgl. Lampert, Kroll 2006, S. 309). Schwierigkeiten bereitet bei der Erhebung der Daten die Sensitivität dieser, die häufige Unkenntnis über genaue Einkommenszahlen und die Instabilität sowie Verfügbarkeit des erzielten Einkommens (vgl. Fliesser, Klippker, Wippert 2019, S. e12).

Begrifflich ist dem sozio-ökonomischen Status auch die soziale Schicht ähnlich. Diese beschreibt „eine Gruppe innerhalb einer Gesellschaft, deren Mitglieder jeweils bestimmte Schicht konstituierende Merkmale (oder eine Kombination davon) gemeinsam haben" (Pollak 2018a, S. 393). Soziale Schichten lassen sich genau wie der soziale Status vertikal anordnen und folgendermaßen einteilen: Oberschicht, Mittelschicht, Unterschicht. Die

Einteilung orientiert sich dabei an denselben sozio-ökonomischen Parametern. (vgl. Pollak 2018a, S. 393)

In den GEDA-Studien (vgl. Lampert et al. 2013a) und in der DEGS1 (vgl. Lampert et al. 2013b) wurde der sozioökonomische Status anhand der schulischen und beruflichen Qualifikation, des Berufsstatus des Befragten bzw. des Haushaltsvorstandes und des Netto-Äquivalenzeinkommens berechnet.

2.2 Prävention

Der Begriff „Prävention" fasst im Gesundheitswesen Maßnahmen und Aktivitäten zusammen, die zur Vermeidung von Krankheiten oder gesundheitlichen Schäden, zur Minimierung des Erkrankungsrisikos oder zur Verzögerung des Krankheitseintritts durchgeführt werden (vgl. Bundesministerium für Gesundheit 2021). Prävention ist begrifflich abzugrenzen von Gesundheitsförderung, welche darauf abzielt, „personale, soziale und materielle Ressourcen für die Gesunderhaltung zu stärken" (Robert Koch Institut 2015, S. 241) und die Menschen damit zu befähigen, ihre Gesundheitschancen durch selbstbestimmtes Handeln zu erhöhen (vgl. Robert Koch Institut 2015, S. 241).

Präventive Maßnahmen können je nach Einsatzzeitpunkt in primäre Prävention (zur Vermeidung einer Krankheit, z.B. Impfung), sekundäre Prävention (zur Früherkennung der Krankheit und zum Vermeiden von Schäden, z.B. Krebsfrüherkennung) und tertiäre Prävention (zur Verminderung von Krankheitsfolgen oder Verschlimmerung der Erkrankung, z.B. Insulinselbstkontrolle bei Diabetikern) eingeteilt sowie in Verhaltensprävention (Ansatz liegt beim individuellen Verhalten; z.B. Gesundheitskompetenz steigern) oder Verhältnisprävention (Ansatz liegt an Lebensverhältnissen; z.B. Wohnumgebung, Einkommen etc. werden berücksichtigt) untergliedert werden. (vgl. Bundesministerium für Gesundheit 2021)

2.2.1 Präventionsgesetzgebung

Die Gesundheitsförderung und die Prävention werden in Deutschland grundsätzlich von den Bundesländern geregelt, insofern der Bund nicht ausdrücklich anderes statuiert. Der Bund entscheidet beispielsweise teilweise über Kinder- und Jugendhilfe, Arbeitsschutz und Sozialversicherung, über den Infektions- und Seuchenschutz, über das Betäubungs-mittelrecht oder der Zulassung von Heilberufen. Die Länder hingegen entscheiden über die Gesundheitsförderung und Prävention insbesondere in Kindertageseinrichtungen, Schulen oder Hochschulen. (vgl. Wanek, Schreiner-Kürten 2021, S. 95)

Vor allem die gesetzlichen Krankenkassen, aber auch der Öffentliche Gesundheitsdienst sind für die medizinische und nichtmedizinische Primärprävention sowie für die Sekundärprävention zuständig. Tertiärprävention wird von vielen Trägern übernommen, bspw. Renten- oder Unfallversicherungen, Kranken- oder Arbeitslosenversicherungen. (vgl. ebd., S. 98; vgl. Anhang 1)

2.2.2 Krebsprävention

Für die Beantwortung der Forschungsfrage ist es nötig, verschiedene Krebsvorsorgemaß-nahmen zu untersuchen, welche als präventive Maßnahmen Krebserkrankungen vorbeu-gen sollen. Genauer beschrieben werden die präventiven Maßnahmen des Brustkrebs, Darmkrebs und Prostatakrebs.

Im Jahr 2016 war bei Männern die häufigste Krebserkrankung der Prostatakrebs (22,7%), gefolgt vom Lungenkrebs (13,9%) und Darmkrebs (12,5%), bei Frauen war es der Brust-krebs (29,5%), gefolgt vom Darmkrebs (11,1%) und Lungenkrebs (9,2%) (vgl. Robert Koch Institut 2019, S. 18)

2.2.2.1 Hautkrebs

Der Name Hautkrebs fasst verschiedene Tumorerkrankungen der Haut zusammen. Un-terschieden wird hauptsächlich in weißen Hautkrebs, der mit Karzinomen der Basalzellen oder des Plattenepithels der Haut einhergeht und in schwarzen Hautkrebs, das maligne Melanom. Als wesentliche Risikofaktoren zählen neben der Belastung der Haut mit UV-Strahlen und weiteren Faktoren auch ein heller Hauttyp. (vgl. Deutsches Krebsfor-schungszentrum 2019a)

Neben der Vorbeugung von Hautkrebs ist es ebenso wichtig, eine mögliche Krebserkran-kung in einem frühen Stadium zu erkennen und damit die Heilungschancen zu bessern. Das Hautkrebsscreening wird ab einem Alter von 35 Jahren empfohlen und sollte alle zwei Jahre durchgeführt werden. Die Haut wird bei dieser Untersuchung auf sichtbare Veränderungen untersucht. (vgl. Deutsches Krebsforschungszentrum 2019c)

2.2.2.2 Darmkrebs

Der Begriff Darmkrebs fasst das Kolonkarzinom, das Rektumkarzinom und das Analkarzinom zusammen, wobei das Kolonkarzinom rund zwei Drittel der Darmkrebserkrankungen ausmacht (vgl. Schlosser, Müller-Schilling 2021, S. 787). Zur Primärprävention des Darmkrebs zählen unter anderem eine regelmäßige körperliche Aktivität, der Verzicht auf das Rauchen, eine hohe Ballaststoffzufuhr bei gleichzeitigem reduzierten Konsum von rotem Fleisch sowie Alkohol (vgl. ebd., S. 789). Sekundärpräventiv stehen Männern und Frauen zwischen 50 und 54 Jahren eine jährliche immunologische Untersuchung auf Blut im Stuhl zu, wobei eine Abklärungskoloskopie bei auffälligem Test durchgeführt werden kann (vgl. ebd., S. 790).

2.2.2.3 Brustkrebs

Im Wesentlichen wird Brustkrebs in zwei Arten unterteilt: den prämenopausalen (vor der Menopause) und den postmenopausalen (nach der Menopause) Brustkrebs. Die Hormone Östrogen und Progesteron nehmen durch ihren Einfluss auf das Tumorwachstum bei der Entstehung beider Brustkrebsarten eine zentrale Rolle ein. Eine positive Familienanamnese erhöht das Brustkrebsrisiko. Für die Prävention des Brustkrebs sind besonders lebensstilbedingte Faktoren wichtig, da viele dieser beeinflussbaren Faktoren entweder eine schützende oder risikomaximierende Wirkung haben. (vgl. Jochem, Leitzmann 2021, S. 765f)

Für eine erfolgreiche Prävention des Brustkrebs wird ein gesunder Lebensstil mit ausgewogener Ernährung und ausreichender körperlicher Aktivität empfohlen. Weiterhin sollte möglichst auf Alkohol verzichtet werden. Der sedentäre Lebensstil (vorwiegend sitzender Alltag) sollte reduziert werden. Eine längere Stillzeit und mehrere oder frühe Geburten können das Risiko einer Erkrankung mindern. Zur Verringerung der Mortalität bei einer Brustkrebserkrankung wird das Mammografie-Screening durchgeführt. (vgl. ebd., S. 775)

3. Zusammenhang Krebsvorsorge - Sozialer Status

In diesem Kapitel wird der Zusammenhang zwischen der in Anspruch genommener Krebsvorsoge von Deutschen Bürgern und dem sozialen Status untersucht. Dafür wird sich für die Analyse im Zusammenhang mit dem Bildungsgrad insbesondere auf die Studien „Gesundheit in Deutschland aktuell 2010" (GEDA 2010) und „Gesundheit in Deutschland aktuell 2014/2015" (GEDA 2014/2015-EHIS) der Gesundheitsberichterstattung des Bundes bezogen; für die Analyse im Zusammenhang mit dem gesamten sozialen Status bietet die „Studie zur Gesundheit Erwachsener in Deutschland – Welle 1" (DEGS1) die Grundlage. Zuerst wird die Inanspruchnahme der Krebsvorsorgeuntersuchungen nach Bildungsgrad und weiterführend nach sozialem Status untersucht.

3.1 Inanspruchnahme der Krebsvorsorgeuntersuchungen nach Bildungsgrad

Ab einem Alter von 35 Jahren und einer gesetzlichen Krankenversicherung in Deutschland übernimmt die Krankenkasse alle zwei Jahre die Kosten für ein Hautkrebsscreening. Die Studienteilnehmer der GEDA 2010 wurden befragt, ob sie jemals bei ihnen schon eine Früherkennungsuntersuchung auf Hautkrebs durchgeführt wurde. (vgl. Robert Koch Institut 2012, S. 29)

Bei den Frauen gaben in der unteren Bildungsgruppe rund ein Viertel an, eine Hautkrebsfrüherkennung in Anspruch genommen zu haben, bei Frauen der mittleren Bildungsgruppe gaben dies 34,6% an und bei Frauen der oberen Bildungsgruppe bejahten 40,1% die Frage. Ebenfalls rund ein Viertel der Männer in der unteren Bildungsgruppe gaben an, eine Früherkennung zu nutzen, während 31,8% der mittleren und 41,3% der oberen Bildungsgruppe dies auch tun. (vgl. ebd., S. 32)

Wie in Tabelle 1 (siehe Anhang 2, Tabelle 1) deutlich wird, nahmen Männer und Frauen mehr Hautkrebsfrüherkennungsuntersuchungen war, je höher ihre Bildungsgruppe ist.

Eine Darmspiegelung wird ab einem Alter von 55 Jahren von den gesetzlichen Krankenkassen übernommen. Die Studienteilnehmer der GEDA 2010 wurden gefragt, ob sie jemals eine Darmspiegelung durchführen ließen. (vgl. ebd., S. 29)

In allen drei Bildungsgruppen gaben bei den Frauen zwischen 57,1% und 57,9% der Befragten an, jemals eine Darmspiegelung in Anspruch genommen zu haben. Bei Männern in der unteren Bildungsgruppe gaben dies 57,7% an, in der mittleren Bildungsgruppe 56,6% und in der oberen Bildungsgruppe 63,6%. (vgl. ebd., S. 33)

Die Tabelle 2 (siehe Anhang 2, Tabelle 2) verdeutlicht, dass es keinen signifikanten Unterschied der Inanspruchnahme von Darmspiegelungen bei den Frauen in den verschiedenen Bildungsgruppen gibt. Bei den Männern gaben lediglich die Herren der oberen Bildungsschicht öfter an, das Angebot zu nutzen.

In der Studie GEDA 2014/2015-EHIS gaben durchschnittlich rund 52,5% der Frauen der unteren Bildungsgruppe ab 55 Jahren an, dass sie innerhalb der letzten 10 Jahre eine Darmspiegelung durchführen ließen. In derselben Altersklasse gaben dies im Durchschnitt in der mittleren Bildungsgruppe circa 57,2%, in der oberen Bildungsgruppe rund 59,4% an. Bei den Männern ab 55 Jahren gaben selbes durchschnittlich etwa 60,9% der unteren, rund 57,6% der mittleren und circa 61,7% der oberen Bildungsgruppe an. (vgl. Starker et al. 2017, S. 84)

Zu erkennen ist ein leichter Anstieg der Inanspruchnahme bei den Frauen je höher die Bildungsgruppe war. Bei den Männern gibt es keinen erkennbaren Zusammenhang; die mittlere Bildungsgruppe nahm die Darmspiegelung weniger oft wahr als die untere Bildungsgruppe, während die obere Bildungsgruppe sie am häufigsten nutzte. (siehe Anhang 2, Tabelle 3)

Anspruch auf eine jährliche Tastuntersuchung der Brust durch eine Frauenärztin oder einen Frauenarzt zur Prävention von Brustkrebs haben alle gesetzlich krankenversicherte Frauen ab einem Alter von 30 Jahren. Außerdem können Frauen im Alter von 50 bis 69 Jahren alle zwei Jahre eine Mammografie durchführen lassen. (vgl. Starker, Kraywinkel, Kuhnert 2017, S. 74f)

In der Studie GEDA 2014/2015-EHIS wurden die Teilnehmerinnen gefragt, ob sie in den letzten Jahren eine Mammografie in Anspruch genommen haben. Die Auswertung bezieht sich auf die Inanspruchnahme innerhalb der letzten zwei Jahre. In der unteren Bildungsgruppe nahmen durchschnittlich 72,2% der Frauen zwischen 50 und 69 Jahren eine Mammografie innerhalb der letzten zwei Jahre in Anspruch. In derselben Altersklasse aber in der mittleren Bildungsgruppe gaben durchschnittlich rund 76,4% an, eine Frühuntersuchung auf Brustkrebs in Anspruch genommen zu haben. Bei den Frauen zwischen

50 und 69 Jahren der oberen Bildungsgruppe machten durchschnittlich 71,9% diese Angabe. (vgl. ebd., S. 76)

Ein Zusammenhang zwischen der Bildungsgruppe und der Inanspruchnahme lässt sich nicht ableiten, da die untere und obere Bildungsgruppe etwa gleich oft eine Mammografie nutzten und die mittlere Bildungsgruppe das Angebot etwas mehr wahrnahm. (siehe Anhang 2, Tabelle 4)

3.2 Inanspruchnahme der Krebsvorsorgeuntersuchungen nach sozialem Status

Die DEGS1-Studie untersuchte, ob die in Deutschland Befragten jemals an Krebsfrüherkennungsuntersuchungen teilnahmen und wenn ja, in welchem Zeitraum die letzte Untersuchung war (vgl. Starker, Saß 2013, S. 859)

Insgesamt 51% der Frauen im Alter von 20 bis 79 Jahren mit niedrigem Sozialstatus gaben an, regelmäßig Krebsfrüherkennungsuntersuchungen an Anspruch zu nehmen. Bei den Frauen gleichen Alters mit mittlerem Sozialstatus gaben dies 69,9% an, bei den gleichaltrigen Frauen mit hohem Sozialstatus gaben jenes 79,4% an. Bei den Männern im Alter von 35 bis 79 Jahren machten 33,3% mit niedrigem, 41,6% mit mittlerem und 42,3% mit hohem Sozialstatus diese Angabe. (vgl. ebd., S. 861)

Bei den Frauen ist deutlich zu erkennen, dass die generelle Inanspruchnahme von Krebsvorsorgeuntersuchungen stieg, je höher der soziale Status ist. Bei den Männern ist nur eine leichte steigende Tendenz mit steigendem Sozialstatus erkennbar. (siehe Anhang 2, Tabelle 5)

Eine Ganzkörperuntersuchung der Haut zur Hautkrebsprävention ab 35 Jahren nahmen innerhalb der letzten zwei Jahre eigenen Angaben nach mit niedrigem Sozialstatus 19,7% der Frauen und 16,4% der Männer in Anspruch, mit mittlerem Sozialstatus 25,2% der Frauen und 23,4% der Männer und mit hohen Sozialstatus 36,7% der Frauen und 27,2% der Männer (vgl. ebd. S. 863). Sowohl bei den Männern als auch bei den Frauen ist ein Anstieg der Inanspruchnahme von Hautkrebsfrüherkennung bei steigendem sozialen Status deutlich (siehe Anhang 2, Tabelle 6). Eine Darmspiegelung nahmen innerhalb der letzten 10 Jahre über 55-jährige nach eigener Aussage wie folgt in Anspruch: 46,6% der

Frauen und 51,6% der Männer mit niedriger Sozialstatus, 59% der Frauen und 53,1% der Männer mit mittlerem Sozialstatus und 56,6% der Frauen und 58,8% der Männer mit hohem Sozialstatus (vgl. ebd., S. 864). Bei den Frauen ist kein Trend je nach Sozialstatus zu erkennen, bei den Männern ließen jedoch mehr Herren mit höherem Sozialstatus eine Darmspiegelung durchführen (siehe Anhang 2, Tabelle 7) Eine Mammografie als Brustkrebsprävention nahmen 50- bis 69-jährige Frauen laut eigenen Angaben wie folgt war: 63% der Frauen mit niedrigem Sozialstatus, 75,4% der Frauen mit mittlerem Sozialstatus und 67,4% der Frauen mit hohem Sozialstatus (vgl. ebd., S. 865). In der Inanspruchnahme einer Mammografie ist bei den Frauen kein linearer Zusammenhang zwischen Sozialstatus und Wahrnehmung des Angebots sichtbar (siehe Anhang 2, Tabelle 8). Die Frauen mit mittlerem Sozialstatus nahmen häufiger jene Vorsorgeuntersuchung wahr als Frauen mit niedrigem und hohem Sozialstatus, wobei letztere etwa gleich häufig eine Mammografie durchführen ließen.

4. Fazit

Mit dieser Arbeit sollte untersucht werden, ob ein Zusammenhang zwischen dem sozioökonomischen Status von in Deutschland lebenden Menschen und ihrer Inanspruchnahme von Krebsfrüherkennungsuntersuchungen besteht. Mithilfe der Untersuchung verschiedener Statistiken (GEDA 2010, GEDA 2014/2015-EHIS und DEGS1) konnte der Zusammenhang dieser beiden Variablen analysiert werden.

Der Soziale Status, welcher aus den Parametern Bildung, Berufsklassifikation und Einkommen berechnet werden kann, gibt Auskunft darüber, wie ein Mensch vertikal in der Gesellschaft verortet ist. Die Bildung kann dabei verschieden gemessen werden; in den Studien GEDA 2010, GEDA 2014/2015-EHIS sowie DEGS1 wird die Messung mittels ISCED- bzw. CASMIN-Skala durchgeführt. Die Präventiven Maßnahmen sind in Deutschland gesetzlich im Wesentlichen durch die Länder geregelt. Eine wichtige Rolle bei der Krebsprävention spielen die Krebsfrüherkennungsuntersuchungen.

Die Forschungsfrage lässt sich mindestens im Hinblick auf die Inanspruchnahme von Haut-, Darm- und Brustkrebsfrüherkennungsuntersuchungen und dem Zusammenhang des Sozialen Status, insbesondere dessen Parameter Bildung beantworten. Grundsätzlich ist kein permanenter linearer Zusammenhang zwischen der Inanspruchnahme von Krebs-vorsorgeuntersuchungen und dem sozioökonomischen Status erkennbar. Die Ergebnisse sind unterschiedlich ausgefallen. Im Hinblick auf die generelle Krebsfrüherkennung aber ist ein Zusammenhang sichtbar: So nehmen durchschnittlich mehr Frauen und Männer an Krebsfrüherkennungsmaßnahmen teil, je höher ihr sozialer Status ist. Betrachtet man das Hautkrebsscreening separat, lässt sich gleicher Schluss ziehen. Nimmt man allerdings die Darmspiegelung in Augenschein, ist kein direkter Zusammenhang der Inanspruchnahme mit dem Sozioökonomischen Status erkennbar. Gleiches gilt für die Mammografie. Der Parameter Bildung einzeln betrachtet als Indikator für den sozialen Status gilt ebenso nicht als Kausalfaktor für die Inanspruchnahme von präventiven Maßnahmen. Zwar lassen Männer und Frauen häufiger Hautkrebsscreenings und Frauen öfter Darmspiegelungen durchführen, je höher ihre Bildungsgruppe ist, dennoch ist kein linearer Zusammenhang bei den Männern und der Inanspruchnahme der Darmspiegelung und bei Frauen und der Durchführung einer Mammografie sichtbar.

Um die Forschungsfrage weitergehend untersuchen zu können, bieten sich noch weitere Forschungen unter anderem zu den Krebspräventionen des Prostatakrebs oder Gebärmutterkrebs sowie zu weiteren Parametern des Sozialen Status wie der Einkommenshöhe oder des beruflichen Status. Ungewiss bleibt, ob in anderen Ländern in Europa ein Zusammenhang der Variablen aus der Forschungsfrage sichtbar wäre. Interessant wäre selbe Untersuchung in den Vereinigten Staaten von Amerika, da dort ein anderes Krankenversicherungssystem als in Deutschland herrscht.

5. Literaturverzeichnis

Aerzteblatt.de 2021, Krebspatienten in sozialen Brennpunkten sterben früher, letzter Zugriff am 25.08.2021, URL: https://www.aerzteblatt.de/nachrichten/121710/Krebspatienten-in-sozialen-Brennpunkten-sterben-frueher

Bundesministerium für Gesundheit 2021, Prävention, letzter Zugriff am 20.08.2021, URL: https://www.bundesgesundheitsministerium.de/service/begriffe-von-a-z/p/praevention.html

Deutsches Krebsforschungszentrum 2019a, Hautkrebs-Früherkennung: Leberflecke, Muttermale, Pigmentflecke, letzte Aktualisierung am 18.07.2019, letzter Zugriff am 25.08.2021, URL: https://www.krebsinformationsdienst.de/tumorarten/hautkrebs/frueherkennung.php

Deutsches Krebsforschungszentrum 2019b, Krebs vorbeugen: Was kann ich tun? Möglichkeiten, um das persönliche Krebsrisiko zu verringern, Sonnendruck GmbH, Wiesloch

Deutsches Krebsforschungszentrum 2019c, Weißer und schwarzer Hautkrebs, letzte Akutalisierung am 18.07.2019, letzter Zugriff am 25.08.2021, URL: https://www.krebsinformationsdienst.de/tumorarten/hautkrebs.php

Fliesser, M., Klipker, K., Wippert, P.-M. 2019, Zur Verwendung des sozioökonomischen Status in der Gesundheitsforschung am Beispiel Rückenschmerz – systematisches Review, *Das Gesundheitswesen*, 2019, 01, e10-e20

Hartung, T. J., Johansen, C. 2017, Sozioökonomischer Status und Krebs, *Forum*, 2017, 4, 318-323

Jochem, C., Leitzmann, M. 2021, Brustkrebs – Prävalenz, Bedeutung und Implikationen für die Prävention und Gesundheitsförderung, in Tiemann, M., Mohokum, M. (Hg), *Prävention und Gesundheitsförderung*, elektronisches Buch, Springer Verlag, 763-776, letzter Zugriff am 25.08.2021, URL: https://link.springer.com/content/pdf/10.1007%2F978-3-662-62426-5.pdf

Lampert, T., Kroll, L. E., Müters, S., Stolzenberg, H. 2013a, Messung des sozioökonomischen Status in der Studie „Gesundheit in Deutschland aktuell" (GEDA), *Bundesgesundheitsblatt*, 2013, 56, 131-143

Lampert, T., Kroll, L.E., Müters, S., Stolzenberg, H. 2013b, Messung des sozioökonomischen Status in der Studie zur Gesundheit Erwachsener in Deutschland (DEGS1),
Bundesgesundheitsblatt, 2013, 56, 631-636

Pollak, R. 2018a, Schicht, soziale, in Kopp, J., Steinbach, A. (Hg.), *Grundbegriffe der
Soziologie*, 12. Auflage, Springer Verlag, Wiesbaden, 393-395

Pollak, R. 2018b, Status, sozialer, in Kopp, J., Steinbach, A. (Hg.), *Grundbegriffe der
Soziologie*, 12. Auflage, Springer Verlag, Wiesbaden, 433-435

Robert Koch Institut 2012, Beiträge zur Gesundheitsberichterstattung des Bundes: Daten
und Fakten: Ergebnisse der Studie „Gesundheit in Deutschland aktuell 2010",
elektronisches   Buch,   letzter   Zugriff   am   23.08.2021,   URL:
https://www.rki.de/DE/Content/Gesundheitsmonitoring/Gesundheitsberichter-
stattung/GBEDownloadsB/GEDA2010.pdf?__blob=publicationFile

Robert Koch Institut 2014, Beiträge zur Gesundheitsberichterstattung des Bundes: Daten
und Fakten: Ergebnisse der Studie „Gesundheit in Deutschland aktuell 2012",
elektronisches   Buch,   letzter   Zugriff   am   24.08.2021,   URL:
https://www.rki.de/DE/Content/Gesundheitsmonitoring/Gesundheitsberichter-
stattung/GBEDownloadsB/GEDA12.pdf?__blob=publicationFile

Robert Koch Institut 2015, Gesundheit in Deutschland: Gesundheitsberichterstattung des
Bundes gemeinsam getragen von RKI und Destatis, elektronisches Buch, letzter
Zugriff am 24.08.2021, URL: https://www.rki.de/DE/Content/Gesundheitsmoni-
toring/Gesundheitsberichterstattung/GesInDtld/gesundheit_in_deutsch-
land_2015.pdf?__blob=publicationFile

Robert Koch Institut 2019, Krebs in Deutschland für 2015/2016, elektronisches Buch,
letzter   Zugriff   am   20.08.2021,   URL:

https://www.krebsdaten.de/Krebs/DE/Content/Publikationen/Krebs_in_Deutschland/kid_2019/krebs_in_deutschland_2019.pdf;jsessionid=9E09A4883F61CD2CB4667968D0AD9C74.1_cid363?__blob=publicationFile

Schlosser, S., Müller-Schilling, M. 2021, Darmkrebs – Prävalenz, Bedeutung und Implikationen für die Prävention und Gesundheitsförderung, in Tiemann, M., Mohokum, M. (Hg), *Prävention und Gesundheitsförderung*, elektronisches Buch, Springer Verlag, 787-796, letzter Zugriff am 25.08.2021, URL: https://link.springer.com/content/pdf/10.1007%2F978-3-662-62426-5.pdf

Starker, A, Buttmann-Schweiger, N., Kraywinkel, K., Kuhnert, R. 2017, Inanspruchnahme der Darmspiegelung in Deutschland, *Journal of Health Monitoring*, 2017, 4, 81-87

Starker, A., Kraywinkel, K., Kuhnert, R. 2017, Früherkennung von Brustkrebs: Inanspruchnahme der Mammografie in Deutschland, *Journal of Health Monitoring*, 2017, 4, 74-80

Starker, A., Saß, A.-C. 2013, Inanspruchnahme von Krebsfrüherkennungsuntersuchungen: Ergebnisse der Studie zur Gesundheit Erwachsener in Deutschland (DEGS1), *Bundesgesundheitsblatt*, 2013, 56, 858-867

Statistisches Bundesamt (Destatis) 2021, Krebs war 2019 für ein Viertel aller Todesfälle in Deutschland verantwortlich, Pressemitteilung 03.02.2021, letzter Zugriff am 25.08.2021, URL: https://www.destatis.de/DE/Presse/Pressemitteilungen/2021/02/PD21_N010_231.html

Wanek, W., Schreiner-Kürten, K. 2021, Präventionsgesetzgebung, in Tiemann, M., Mohokum, M. (Hg), *Prävention und Gesundheitsförderung*, elektronisches Buch, Springer Verlag, 95-106, letzter Zugriff am 25.08.2021, URL: https://link.springer.com/content/pdf/10.1007%2F978-3-662-62426-5.pdf

6. Anhang

6.1 Präventionsgesetzgebung Übersicht

Themenfelder der Prävention und Gesundheitsförderung und ihre gesetzliche Regelung.

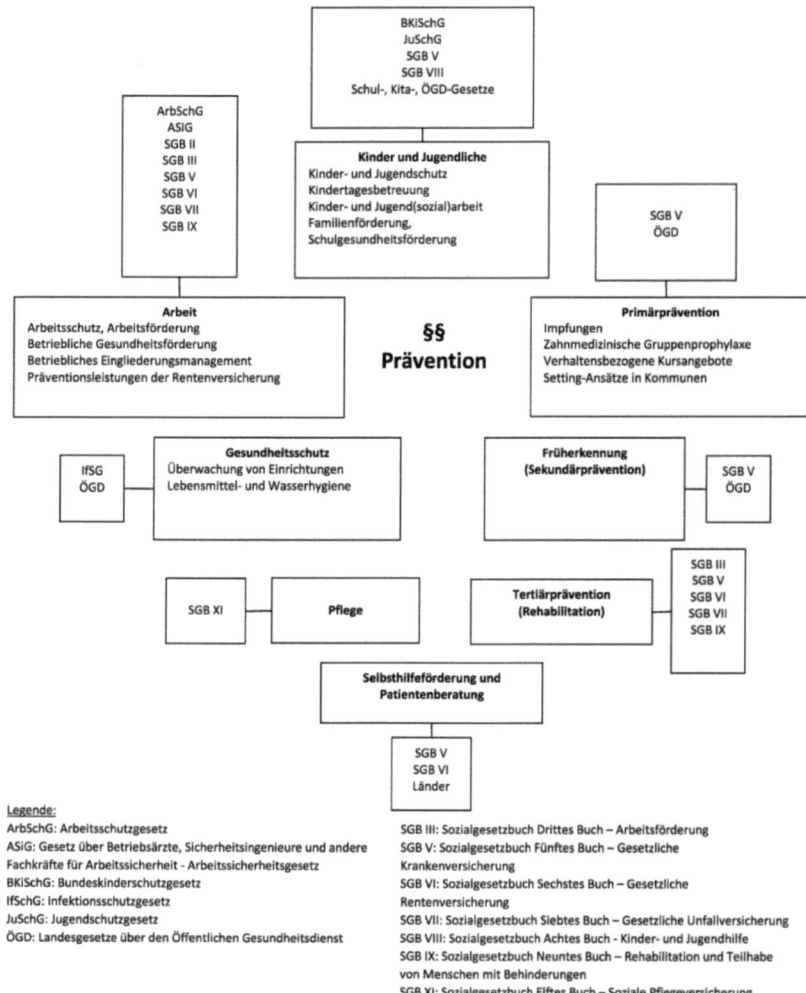

(Wanek, Schreiner-Kürten 2021, S. 97)

6.2 Tabellarische Übersicht der in Anspruch genommenen Krebsfrüherkennungsmaßnahmen

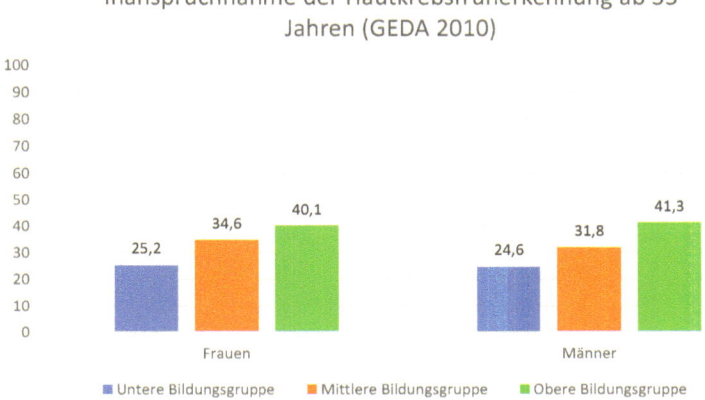

Tabelle 1: Inanspruchnahme der Hautkrebsfrüherkennung ab 35 Jahren (GEDA 2010)

(vgl. Robert Koch Institut 2012, S. 32)

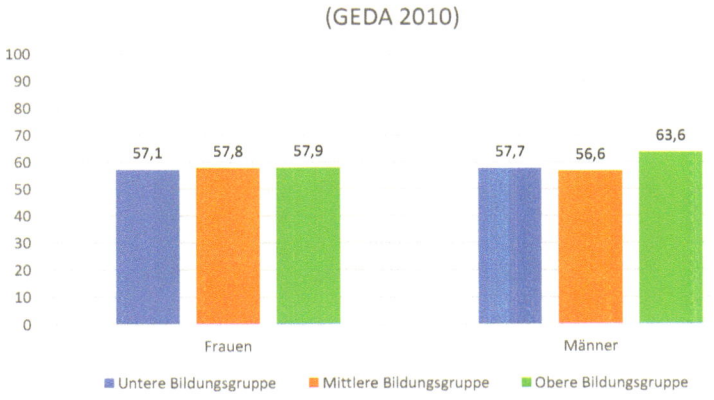

Tabelle 2: Inanspruchnahme der Darmspiegelung ab 55 Jahren (GEDA 2010)

(vgl. Robert Koch Institut 2012, S. 33)

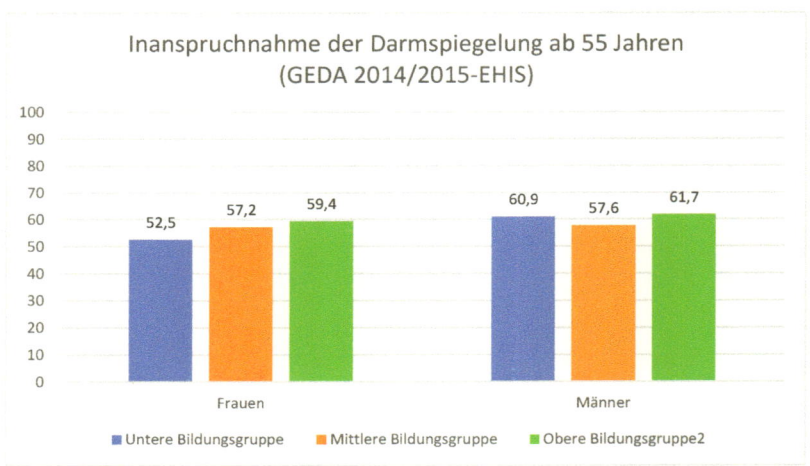

Tabelle 3: Inanspruchnahme der Darmspiegelung ab 55 Jahren (GEDA 2014/2015-EHIS)

(vgl. Starker et al. 2017, S. 84)

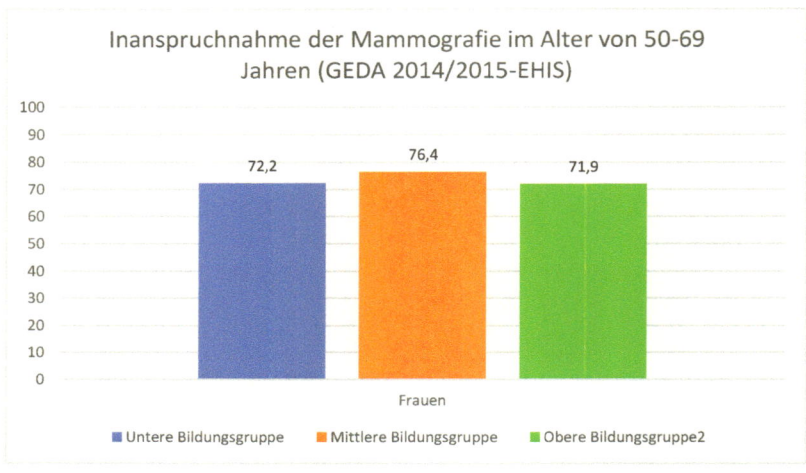

Tabelle 4: Inanspruchnahme der Mammografie im Alter von 50-69 Jahren (GEDA 2014/2015-EHIS)

(vgl. Starker, Kraywinkel, Kuhnert 2017, S. 76f)

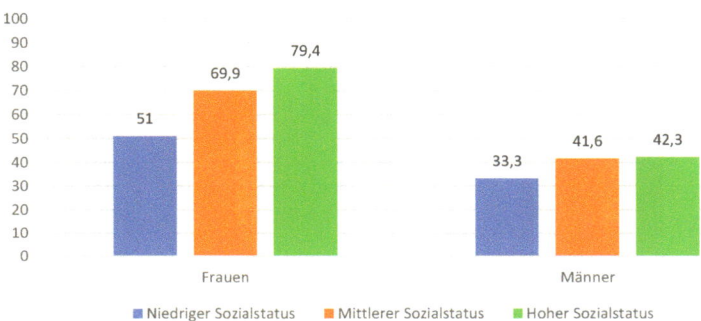

Tabelle 5: Regelmäßige Inanspruchnahme von Krebsfrüherkennungsmaßnahmen im Alter von 20-79 Jahren (DEGS1)

(vgl. Starker, Saß 2013, S. 861)

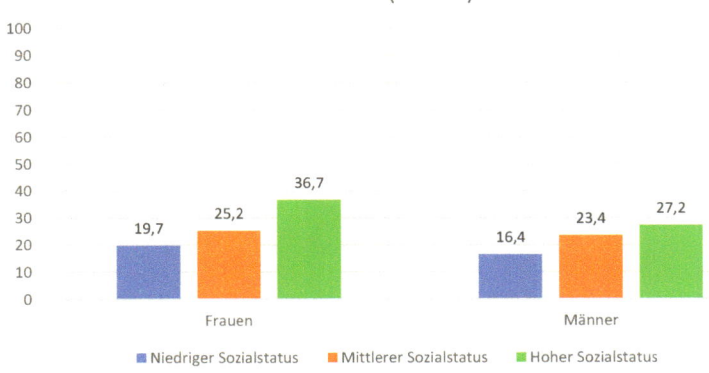

Tabelle 6: Inanspruchnahme von Hautkrebsfrüherkennung ab 35 Jahren (DEGS1)

(vgl. Starker, Saß 2013, S. 863)

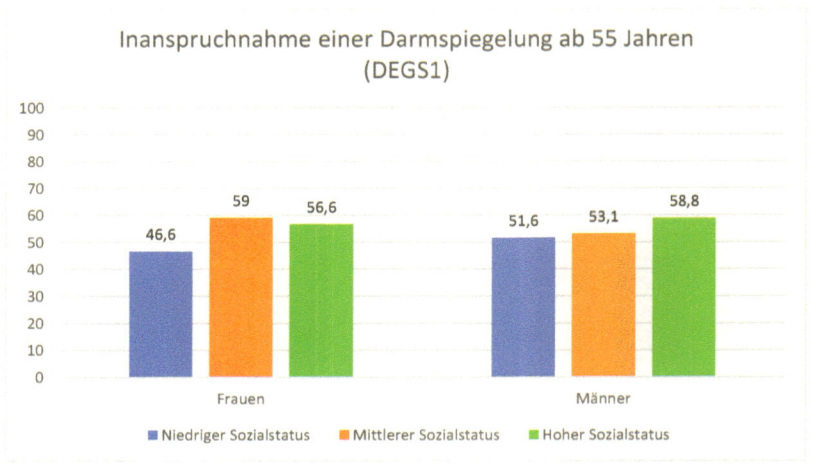

Tabelle 7: Inanspruchnahme einer Darmspiegelung ab 55 Jahren (DEGS1)

(vgl. Starker, Saß 2013, S. 864)

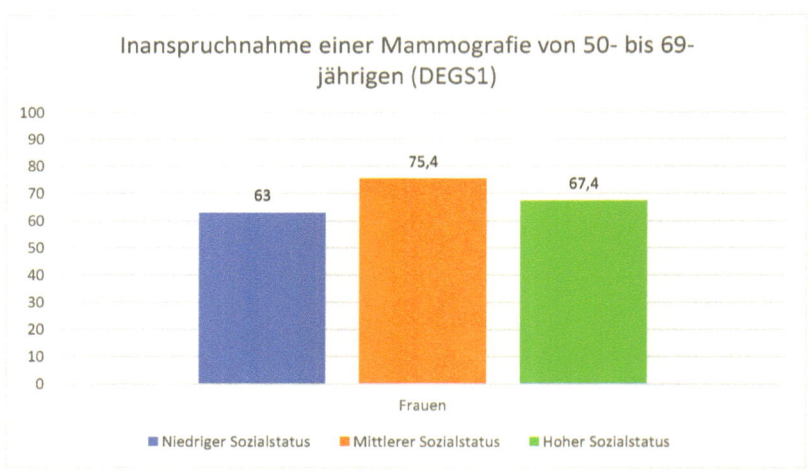

Tabelle 8: Inanspruchnahme einer Mammografie von 50- bis 69-jährigen (DEGS1)

(vgl. Starker, Saß 2013, S. 865)

BEI GRIN MACHT SICH IHR WISSEN BEZAHLT

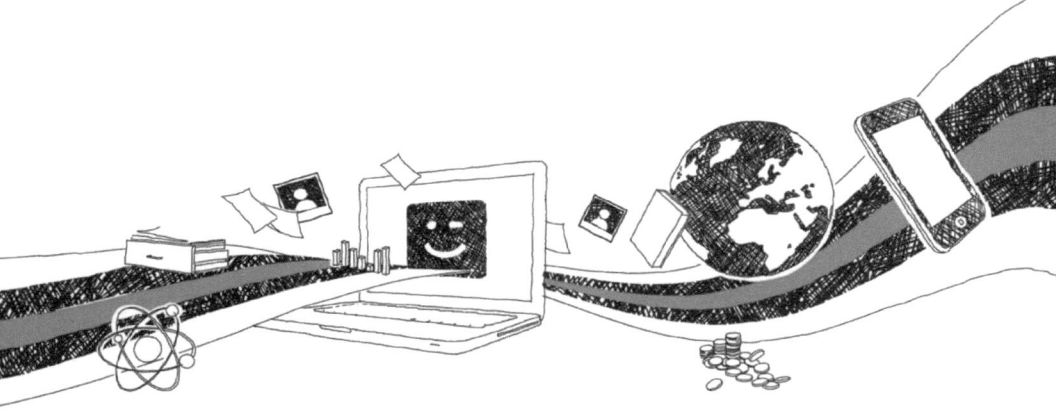

- Wir veröffentlichen Ihre Hausarbeit, Bachelor- und Masterarbeit

- Ihr eigenes eBook und Buch - weltweit in allen wichtigen Shops

- Verdienen Sie an jedem Verkauf

Jetzt bei www.GRIN.com hochladen und kostenlos publizieren